Nikola Steffens

Lernstationen: Apoplexie

D1723039

Nikola Steffens

Lernstationen: Apoplexie

Lernzirkel in der Pflegeausbildung

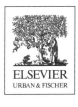

URBAN & FISCHER

München • Jena

Zuschriften und Kritik an:
Elsevier GmbH, Urban & Fischer Verlag, Lektorat Pflege, Karlstraße 45, 80333 München
pflege@elsevier.de

Wichtiger Hinweis für den Benutzer
Die Erkenntnisse in der Medizin unterliegen laufendem Wandel durch Forschung und klinische Erfahrungen. Herausgeber und Autoren dieses Werkes haben große Sorgfalt darauf verwendet, dass die in diesem Werk gemachten therapeutischen Angaben (insbesondere hinsichtlich Indikation, Dosierung und unerwünschten Wirkungen) dem derzeitigen Wissensstand entsprechen. Das entbindet den Nutzer dieses Werkes aber nicht von der Verpflichtung, anhand der Beipackzettel zu verschreibender Präparate zu überprüfen, ob die dort gemachten Angaben von denen in diesem Buch abweichen und seine Verordnung in eigener Verantwortung zu treffen.

Wie allgemein üblich wurden Warenzeichen bzw. Namen (z.B. bei Pharmapräparaten) nicht besonders gekennzeichnet.

Bibliografische Information der Deutschen Nationalbibliothek
Die Deutsche Nationalbibliothek verzeichnet diese Publikation in der Deutschen Nationalbibliografie; detaillierte bibliografische Daten sind im Internet über http://dnb.d-nb.de abrufbar.

Um den Textfluss nicht zu stören, wurde bei Patienten und Berufsbezeichnungen die grammatikalisch maskuline Form gewählt. Selbstverständlich sind in diesen Fällen immer Frauen und Männer gemeint.

Planung und Lektorat: Andrea Heger, München
Redaktion: Claudia Rauw, München
Herstellung: Nicole Ballweg, München
Satz: abavo GmbH, Buchloe
Druck und Bindung: LegoPrint, Lavis/Italien
Abbildung: G. Raichle, Ulm, in Verbindung mit der Reihe Pflege konkret, Elsevier GmbH, Urban & Fischer Verlag, München
Umschlaggestaltung: SpieszDesign, Neu-Ulm
Titelfotografie: Mauritius, Mittenwald

ISBN 978-3-437-28195-2

Aktuelle Informationen finden Sie im Internet unter **www.elsevier.de** und **www.elsevier.com**.

Hinweise zu diesem Buch

„Lernen ist langweilig!"

Das war die Aussage einer Schülerin, deren Kurs ich vor einigen Jahren übernahm. Diese Überzeugung machte mich, damals Berufsanfänger, sehr nachdenklich. Ich begann, mit kleinen Wiederholungsspielen und Rätseln den Unterricht zu „würzen". Und siehe da, die Freude der Teilnehmer am Unterricht und auch kleine Lernerfolge stellten sich ein.

Im Laufe der Zeit sammelten sich weitere Ideen und Spiele an, die ich in Lernzirkeln zur Wiederholung und Intensivierung eines Themas ebenso, wie zur Prüfungsvorbereitung einsetzte. Dabei wandelte ich die eigentliche Form des Lernens an Stationen leicht ab.

Die Lernenden erhalten einen Laufzettel, auf dem der Lehrende eine Übersicht aller Stationen zusammenstellt. Die abgedruckten Laufzettel sind nur Beispiele, die verschiedenen Spiele nur Vorschläge. Die Schüler bekommen vom Lehrenden eine Gesamtzeit genannt, die für die Bearbeitung der Stationen zur Verfügung steht und entscheiden nun für sich, an welcher Lernstation Sie wie lange verweilen möchten. Als Lehrender hat man die Möglichkeit, Pflichtstationen und Wahlstationen zu kennzeichnen. Wenn nicht, haben die Kursteilnehmer die Wahl, mit welchen Inhalten sie sich beschäftigen möchten oder müssen.

An jeder Station sollten bereitliegen:
- Eine konkrete Aufgabenstellung (bitte selbst erarbeiten und auf den Lernstand Ihrer Schülerinnen und Schüler abstimmen)
- Die Spielregeln
- Sämtliche Materialien, die für eine erfolgreiche Bearbeitung der Lernstation notwendig sind (Hinweise, wie Sie dieses Material vorbereiten und welche Materialien zusätzlich nötig sind, entnehmen Sie bitte den Spielregeln des jeweiligen Spiels)
- Die Lösung der Aufgabe
- Erfahrungsgemäß ist es das Beste, die Übungsklausur nach Bearbeitung aller Lernstationen gemeinsam mit dem Kurs zu besprechen, da hier noch offen stehende Fragen geklärt werden können.

Eines ist sicher: nicht alle Lehrkräfte und auch nicht alle Lernenden können sich mit dieser auf den ersten Blick spielerischen und oberflächlich nicht ernsthaft genug erscheinenden Art des Lernens anfreunden. Meine

Erfahrung hat allerdings gezeigt, dass Lernen leichter fällt, wenn es Spaß macht, dass man auch schwierigere Inhalte besser verinnerlicht, wenn man vermeintlich nicht lernt.

Ich danke allen meinen Kursteilnehmern, dass sie sich auf diese Art des Lernens eingelassen haben und wünsche mir und allen Lernenden und Lehrenden, dass ich mit meinen Vorschlägen etwas anstoße, das die eigene Kreativität anregt, damit Lernen nie mehr langweilig sein muss.

N. Steffens

Bitte beachten Sie bei der Vorbereitung der Stationen für Ihre Schüler:

- Die Materialien zu den Stationen sind im Buch nicht immer vollständig abgedruckt.
- Auf der **beiliegenden CD** finden Sie das Material zu allen Stationen komplett in DIN A 4 zum bequemen Ausdrucken.
- Bei einigen Stationen können Sie Ihren SchülerInnen die Arbeit erleichtern, wenn Sie sie auf unterschiedlich farbigem Papier ausdrucken.
- Manche Spiele enthalten Karten, die Sie erst ausschneiden und zusammenkleben müssen. Am schnellsten geht das, wenn Sie erst einzelne Streifen schneiden und jeweils einen Fragen-Streifen mit dem entsprechenden Antwort-Streifen zusammenkleben. Erst dann schneiden Sie die einzelnen Karten aus. Sie können die fertigen Karten auch laminieren.
- Mit den Rätseln aus dem Block *Rätsel für die Altenpflegeausbildung* von Nikola Steffens, ISBN 3-437-27440-6 können Sie Ihren Lernzirkel um eine weitere Station erweitern.

Lernen an Stationen – Apoplexie

Willkommen im Land der Hirnwindungen und -furchen!
Seien Sie gegrüßt in der Welt der Thromben, Embolien und Hirnblutungen!

Frischen Sie innerhalb der folgenden Stationen Ihr Wissen über den Schlaganfall auf und füllen Sie Ihre persönlichen Wissenslücken. Nutzen Sie dazu alle an den Stationen befindlichen Materialien nach Ihren individuellen Bedürfnissen. **Sie** teilen sich die Zeit an den Stationen ein, zudem bestimmen **Sie**, wann Sie welche Station angehen; lediglich der vorgegebene Gesamtzeitrahmen muss eingehalten werden.

Nr.	Raum		Aufgabe
1			Sag´s mit anderen Worten
2			Wissensrunde
3			Abbildung Gehirn
4			Strukturlegeplan: Gehirnanteile
5			Übungsklausur
6			Strukturlegeplan: Antikoagulantien
7			Buchstabenspiel
8			Richtig oder falsch?
9			Pflegeplanung

Viel Spaß und gute Lernerfolge!

Überblick

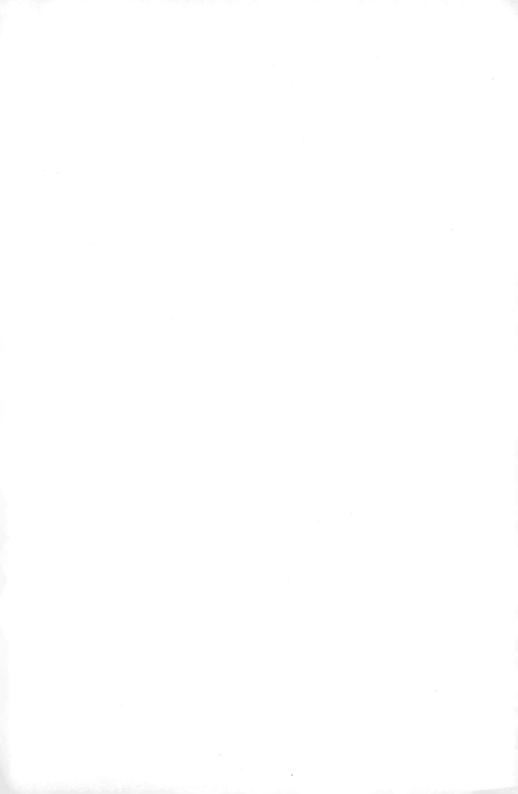

Sag´s mit anderen Worten

Spielvorbereitung

Es werden zwei Gruppen gebildet, die gegeneinander spielen. Dabei kommt es weniger auf das Fachwissen der Mitspieler an, sondern auf ihre Redegewandtheit.

Spielverlauf

Jede Gruppe bekommt eine Minute Zeit. In dieser Zeit zieht ein aus der Gruppe ausgewählter Spieler eine Spielkarte vom verdeckten Stapel und versucht, den **fettgedruckten** Begriff, zu erklären. Dafür darf er die darunter stehenden Begriffe und Anteile davon, den Begriff selbst oder Teile des Begriffs nicht für seine Erklärung verwenden.
Hat ein Mitspieler seiner Gruppe den Begriff erraten, darf der nächste Begriff gezogen und erklärt werden.
Sobald die Minute abgelaufen ist, wird gewechselt.
Damit kein Spieler beim Erklären mogeln kann, ist ein Spieler der gegnerischen Gruppe jeweils Schiedsrichter und passt auf, dass keine Worte verwendet werden, die tabu sind. Ein weiterer gegnerischer Spieler stoppt die Zeit.

Spielende

Das Spiel ist beendet, wenn keine Begriffe mehr zu erklären sind.
Gewonnen hat die Gruppe, die die meisten Spielkarten ergattern konnte.

Spielvariation

Eine andere Möglichkeit, die Karten zu nutzen ist, dass der Erklärende die unten stehenden Begriffe nennt und sein Rateteam daraus den Oberbegriff erkennen muss!

Viel Spaß beim Spielen!

Sag´s mit anderen Worten

Station 1

Rehabilitation
- Therapie
- Prophylaxe
- Wiederherstellung
- Krankenhaus

Risikofaktoren
- Blutdruck
- Alkohol
- Nikotin
- Übergewicht

Maxilla
- Zähne
- Gaumen
- Mandibula
- Gesicht

Kranken-beobachtung
- Vitalzeichen
- Dokumentation
- Wahrnehmung
- Urin

Depressionen
- Psychopharmaka
- Traurigkeit
- Psychose
- Verstimmung

Schlaganfall
- Hirninfarkt
- Hirnblutung
- Apoplex
- Lähmung

Bobath-Konzept
- Lagerung
- betroffene Seite
- gesunde Seite
- Integration

Türkensattel
- Gehirn
- Hypophyse
- Schädelbasis
- Mitte

Stammhirn
- Zwischenhirn
- Mittelhirn
- Rautenhirn
- Gehirn

Mittelhirn
- Schaltstelle
- Optik
- Akustik
- Kopf

Station 1

Aspirationsgefahr	TIA	Rautenhirn	Hirninfarkt	Balken
• verschlucken • Nahrung • trinken • ersticken	• Transitorische, ischämische Attacke • Schlaganfall • Sehstörung • kurzzeitige Lähmung	• Kleinhirn • Brücke • verlängertes Mark • lebensnotwendige Funktion	• Blutgefäß • Blutgerinnsel • Embolus • Thrombus	• Hemisphären • verbinden • Großhirn • Holz

Brücke	Hirnblutung	Agnosie	Hemiplegie	Nervensystem
• Pons • Hirnstamm • Rautenhirn • Kleinhirn	• Hirnmassenblutung • Gefäßruptur • Schlaganfall • Bluthochdruck	• Erkennungsstörung • Gegenstände • Personen • Reihenfolge	• Lähmung • halbseitig • Extremitäten • Bewegung	• zentrales NS • peripheres NS • Rückenmark • vegetativ

Sag´s mit anderen Worten

A. vertebralis	**Durchblutungs-störungen**	**Spastik**	**Nervus facialis**	**Harninkontinenz**
• A. basilaris	• Apoplex	• Kontrakturen	• Gesicht	• Urin
• Wirbelsäule	• Gefäß	• Versteifung	• Mimik	• Vorlage
• A. carotis	• Sauerstoff	• Muskelspannung	• Gestik	• Blase
• Blutzufluss	• Blutfluss	• Haltung	• Gehirn	• Flüssigkeit

Muskeltonus	**Babinski-Reflex**	**Foramen magnum**	**Kleinhirn**	**Thalamus**
• Muskelhyperto-nie	• pathologisch	• Hinterhauptloch	• Großhirn	• Pförtner
• Muskelhypotonie	• Zehenbewegung	• Schädelbasis	• Rautenhirn	• Zwischenhirn
• Anspannung	• Fuß	• Rückenmark	• Cerebellum	• Reize
• Entspannung	• beugen	• verlängertes Mark	• Koordination	• Rindenfelder

A. basilaris
- Schädelbasisarterie
- Kleinhirn
- Durchblutung
- Sehstörungen

Verlängertes Mark
- Medulla oblongata
- Steuerungszentrum
- Rautenhirn
- Rückenmark

Dyslexie
- Lesestörung
- Buch
- Worte
- Hinterhauptlappen

Großhirn
- Hemisphären
- Balken
- Hirnlappen
- Kleinhirn

Pusher-Syndrom
- Lähmung
- schief
- seitlich
- Körpermitte

Neglect-Effect
- Vernachlässigung
- Schlaganfall
- betroffene Seite
- Integration

Aphasie
- Sprachstörung
- Therapie
- sprechen
- Logopäde

Tabakblasen
- Mundwinkel
- Speichel
- Atemluft
- Blasen

Mandibula
- Unterkiefer
- Zähne
- Kinn
- Maxilla

Lobus temporalis
- Schläfenlappen
- akustisch
- seitlich
- Hirnlappen

Sag's mit anderen Worten

Station 1

Hirnblutung
- Gefäßruptur
- Hypertonie
- Ursache
- Bewusstlosigkeit

Virchow-Trias
- Blutgefäße
- Zusammensetzung
- Fließgeschwindigkeit
- Blutgerinnsel

Affektlabilität
- Gefühle
- Schwankungen
- weinen
- Depressionen

Schluckstörungen
- breiig
- Nahrung
- Flüssigkeiten
- Aspiration

Inkontinenz
- Urin
- Stuhl
- Kontrolle
- Schließmuskel

Körpersymmetrie
- schief
- Körperhaltung
- Mittelpunkt
- Ganzheitlichkeit

Sensibilitäts- störungen
- Kribbeln
- Gefühl
- heiß
- kalt

Sehstörungen
- Doppelbilder
- einseitig
- Augen
- Sehfeld

Schwindel
- drehen
- Übelkeit
- Kreislauf
- Position/Lage

Thrombose
- Blutgerinnsel
- Gefäßwand
- Blutfluss
- Embolus

→ Weitere Karten auf der CD

Modulspiel – Apoplexie

Spielvorbereitung

Das Spielbrett wird offen auf den Tisch gelegt, ebenso die Spielkarten (DIN A4) mit der Fragenseite nach oben. Die Spielfigur wird auf das Feld mit der Nummer eins gestellt.

Spielverlauf

Der erste Spieler würfelt (bei Spielen mit mehr als sechs Fragenkarten mit zwei Würfeln würfeln!) und stellt die Spielfigur um die entsprechende Augenzahl im Kreis weiter.

Die Augenzahl zeigt das Fachgebiet, aus dem die Frage zu entnehmen ist, die Figur auf dem Spielbrett gibt die Nummer der Frage aus diesem Fachgebiet an.

Kann der Mitspieler die Frage beantworten, die ihm sein rechter Nachbar vorliest, so wird ihm ein Punkt gut geschrieben. Ist er nicht in der Lage, die richtige Antwort zu nennen (der rechte Nachbar kontrolliert die Antwort anhand der Lösungen auf der Rückseite der Fragenkarte), wird die Frage im Uhrzeigersinn weiter gegeben, bis ein Mitspieler sie beantworten kann. Er bekommt dafür einen Punkt gut geschrieben.

Spielende

Das Spiel endet, wenn der erste Mitspieler 15 Punkte gesammelt hat.

Viel Spaß beim Spielen!

Spielfeld

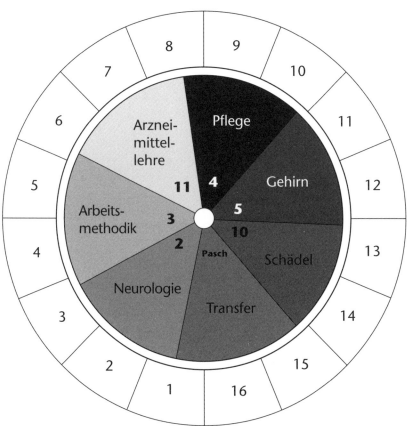

Arznei-
mittel-
lehre

Pflege

Arbeits-
methodik

Gehirn

Neurologie

Schädel

Transfer

Pasch

Gehirn	Gehirn	Gehirn
Frage 1 Welche Arterien versorgen den Kopf mit sauerstoffreichem Blut?	**Frage 5** Was verbindet die zwei Hemisphären?	**Frage 9** Wie lautet die lateinische Bezeichnung für den Scheitellappen?
Gehirn	Gehirn	Gehirn
Frage 2 Welche Abzweigungen der den Kopf versorgenden Arterien versorgen den hinteren Teil des Gehirns?	**Frage 6** Aus welchen zwei Bestandteilen setzt sich die Gehirnsubstanz zusammen?	**Frage 10** Wie lautet die lateinische Bezeichnung für den Hinterhauptlappen?
Gehirn	Gehirn	Gehirn
Frage 3 Welche Abzweigungen der den Kopf versorgenden Arterien versorgen den vorderen Teil des Gehirns?	**Frage 7** Wie lautet die lateinische Bezeichnung für den Stirnlappen?	**Frage 11** Was sind Rindenfelder?
Gehirn	Gehirn	Gehirn
Frage 4 Welche Gefäße sorgen für den Blutabfluss aus dem Gehirn?	**Frage 8** Wie lautet die lateinische Bezeichnung für den Schläfenlappen?	**Frage 12** In welchem Hirnlappen liegt das Sehzentrum?

Station 2

Station 2

Gehirn	Neurologie	Neurologie
Frage 13 In welchem Hirnlappen liegt das Hörzentrum?	**Frage 1** Was kann Ursache eines Apoplexes sein?	**Frage 5** Für welchen Begriff steht die Abkürzung TIA?
Gehirn	**Neurologie**	**Neurologie**
Frage 14 In welchem Hirnlappen liegt das Wernicke-Sprachfeld?	**Frage 2** Was ist eine Hemiplegie?	**Frage 6** Was kennzeichnet eine TIA?
Gehirn	**Neurologie**	**Neurologie**
Frage 15 In welchem Hirnlappen liegt das Brocca-Sprachzentrum?	**Frage 3** Was ist eine Hemiparese?	**Frage 7** Für welchen Begriff steht die Abkürzung PRIND?
Gehirn	**Neurologie**	**Neurologie**
Frage 16 Wo liegt der Unterschied zwischen den beiden Sprachfeldern?	**Frage 4** Zu welcher Tageszeit findet das Schlaganfallereignis meistens statt?	**Frage 8** Was kennzeichnet ein PRIND?

Neurologie 🔄	Neurologie 🔄	Arbeitsmethodik 🔄
Frage 9 Geben Sie drei Risikofaktoren für einen Schlaganfall an.	**Frage 13** Was ist eine motorische Aphasie, was eine sensorische?	**Frage 1** Welche therapeutischen Maßnahmen müssen nach dem Akutstadium bei einem Apoplex ergriffen werden? Nennen Sie drei Beispiele.
Neurologie 🔄	**Neurologie** 🔄	**Arbeitsmethodik** 🔄
Frage 10 Was bezeichnet man als das Pusher-Syndrom?	**Frage 14** Welches Rindenfeld ist bei einer motorischen Aphasie betroffen, welches bei einer sensorischen?	**Frage 2** Was sind Ziele des Bobath-Konzeptes? Nennen Sie zwei Beispiele.
Neurologie 🔄	**Neurologie** 🔄	**Arbeitsmethodik** 🔄
Frage 11 Was ist der Neglect-Effect?	**Frage 15** Was versteht man bezüglich eines Schlaganfallpatienten unter einem stereotypen Haltungsbild?	**Frage 3** Geben Sie drei Punkte an, die bei der Raumgestaltung für einen Schlaganfallpatienten zu beachten sind.
Neurologie 🔄	**Neurologie** 🔄	**Arbeitsmethodik** 🔄
Frage 12 Auf welcher Seite hängt der Mundwinkel bei einem Betroffenen herab?	**Frage 16** Wie lassen sich die Ursachen eines Apoplexes am Verlauf des Ereignisses vermuten?	**Frage 4** Geben Sie drei grundsätzliche Faktoren an, die ganz allgemein bei der Pflege eines Schlaganfallpatienten zu beachten sind.

Station 2

Station 2

Arbeitsmethodik	Arbeitsmethodik	Arbeitsmethodik
Frage 5 Geben Sie drei Dinge an, die für die Lagerung eines Schlaganfallpatienten zu beachten sind.	**Frage 9** Geben Sie drei Dinge an, die für die Ausscheidung eines Schlaganfallpatienten zu beachten sind.	**Frage 13** Welche Prophylaxen sind bei einem Schlaganfallpatienten zu beachten?
Arbeitsmethodik	Arbeitsmethodik	Arbeitsmethodik
Frage 6 Was ist für Gehübungen bei Schlaganfallpatienten von Bedeutung?	**Frage 10** Was ist bezüglich der Kommunikation mit einem Schlaganfallpatienten zu beachten?	**Frage 14** Wo darf ich einen Schlaganfallpatienten während des Transfers aus dem Bett nicht anfassen?
Arbeitsmethodik	Arbeitsmethodik	Arbeitsmethodik
Frage 7 Geben Sie drei Regeln an, die für die Ganzkörperwaschung bei einem Schlaganfallpatienten von Bedeutung sind.	**Frage 11** Welche pflegerischen Maßnahmen sind für die Atmung eines Schlaganfallpatienten von Bedeutung?	**Frage 15** Wie werden die gelähmten Gliedmaßen eines Schlaganfallpatienten angefasst?
Arbeitsmethodik	Arbeitsmethodik	Arbeitsmethodik
Frage 8 Geben Sie drei Dinge an, die für die Nahrungsaufnahme eines Schlaganfallpatienten wichtig sind.	**Frage 12** Was ist bei einem Schlaganfallpatienten bezüglich der Regulierung der Körpertemperatur zu beachten?	**Frage 16** Welche Lagerung ist für einen Schlaganfallpatienten nicht unbedingt vorteilhaft? Begründen Sie.

Station 2

Pflege	Pflege	Pflege
Frage 1 Formulieren Sie ein Pflegeziel zu: Sturzgefahr aufgrund schräger Körperhaltung.	**Frage 5** Formulieren Sie ein Pflegeziel zu: Leidet unter starken Stimmungsschwankungen.	**Frage 9** Formulieren Sie ein Pflegeziel zu: Nahrung muss aufgrund der rechtsseitigen Hemiplegie mundgerecht zubereitet werden.
Frage 2 Formulieren Sie ein Pflegeziel zu: Aspirationsgefahr aufgrund starker Schluckstörungen.	**Frage 6** Formulieren Sie ein Pflegeziel zu: Dekubitusgefahr aufgrund der Bewegungseinschränkung.	**Frage 10** Formulieren Sie ein Pflegeziel zu: Bewegungseinschränkung als Ursache für Kontrakturengefahr.
Frage 3 In welche Problemgruppe ordnen Sie folgendes Problem ein? Kann sich aufgrund der Lähmung nicht alleine anziehen und waschen.	**Frage 7** Was ist falsch an der Formulierung des folgenden Pflegeziels? Der Betroffene hat keine Schmerzen.	**Frage 11** Formulieren Sie ein Pflegeziel zu: Einnahme von Schmerzmitteln als Ursache für Obstipationsgefahr.
Frage 4 Formulieren Sie ein Pflegeziel zu: Bewegungseinschränkung durch linksseitige Hemiplegie.	**Frage 8** Welche Maßnahmen ergreifen Sie, um folgendes Ziel zu erreichen: Eine gute Durchblutung ist gewährleistet.	**Frage 12** Was ist falsch an folgender Zielformulierung? Der Betroffene leidet nicht mehr unter Stimmungsschwankungen.

Station 2

Pflege	Arzneimittellehre	Arzneimittellehre
Frage 13 Formulieren Sie Maßnahmen zu folgendem Pflegeziel: Die Flüssigkeitsbilanz ist ausgeglichen.	**Frage 1** Welche Medikamente wird ein Schlaganfallpatient vermutlich als Thromboseprophylaxe verschrieben bekommen?	**Frage 5** Was kennzeichnet niedermolekulares Heparin? Geben Sie zwei Präparate an.

Pflege	Arzneimittellehre	Arzneimittellehre
Frage 14 Welche Worte sollten in der Formulierung der Pflegeziele nicht verwendet werden?	**Frage 2** Darf jeder Schlaganfallpatient ASS als Thromboseprophylaxe erhalten? Begründen Sie.	**Frage 6** Was ist von der lokalen Gabe von Heparin zu halten? Begründen Sie.

Pflege	Arzneimittellehre	Arzneimittellehre
Frage 15 Wie sollten Pflegeziele formuliert sein?	**Frage 3** Welche Nebenwirkungen zeigen sich beim Einsatz von Acetylsalycilsäure?	**Frage 7** Was ist für die Einnahme von Acetylsalycilsäure bezüglich der Krankenbeobachtung von Bedeutung?

Pflege	Arzneimittellehre	Arzneimittellehre
Frage 16 Welche Maßnahmen planen Sie? Problem: Dekubitusgefahr Ziel: Die Haut ist intakt.	**Frage 4** In welcher Dosierung bekommen Schlaganfallpatienten Acetylsalycilsäure meist verordnet?	**Frage 8** Was ist bezüglich des Wirkungseintritts von Cumarinen zu sagen?

Arzneimittellehre	Arzneimittellehre	Transfer
Frage 9 Gibt es Alternativen zu ASS® 100 als Thromboseprophylaxe bei Schlaganfallpatienten?	**Frage 13** Wie wirkt Acetylsalicylsäure?	**Frage 1** Warum sollte man einen Schlaganfallpatienten so schnell wie möglich von Gehhilfen entwöhnen?
Arzneimittellehre	**Arzneimittellehre**	**Transfer**
Frage 10 Geben Sie zwei Präparate für Cumarine an.	**Frage 14** Geben Sie drei Präparate für Acetylsalicylsäure an.	**Frage 2** Frau Hansen hatte gestern einen Schlaganfall und liegt auf der Intensivstation. Warum muss ihre Temperatur regelmäßig kontrolliert werden?
Arzneimittellehre	**Arzneimittellehre**	**Transfer**
Frage 11 Was ist bei der Gabe von Cumarinen zu beachten? Geben Sie drei Beispiele an.	**Frage 15** Welche weiteren Thrombozytenaggregationshemmer können eingesetzt werden?	**Frage 3** Sie betreuen Frau Müller. Sie sinkt eines Tages beim Mittagessen wie vom Blitz getroffen durch einen Schlaganfall vom Stuhl und ist bewusstlos. Welche der drei Ursachen kann hier zugrunde liegen? Begründen Sie.
Arzneimittellehre	**Arzneimittellehre**	**Transfer**
Frage 12 Wie wirken Cumarine?	**Frage 16** Warum sind Thienopyridin-Abkömmlinge im Gegensatz zum Einsatz von Acetylsalicylsäure von Vorteil?	**Frage 4** Sie betreuen Herrn Meier. Bei der morgendlichen Waschung bemerken Sie eines Tages, dass sein Mundwinkel sich langsam nach unten zieht – Schlaganfall diagnostiziert der Arzt. Welche der drei Ursachen kann hier zugrunde liegen?

Station 2

Station 2

Transfer	Transfer	Transfer
Frage 5 Warum sollten Schlaganfallpatienten so schnell wie möglich von Gehstöcken und Gehhilfen entwöhnt werden?	**Frage 9** Frau Mix wird von Ihnen gepflegt. Sie ist nicht mehr in der Lage, Sie zu verstehen. Sie müssen sich mit Mimik und Gestik verständlich machen. Welches Rindenfeld ist betroffen?	**Frage 13** Herr Meier wird von Ihnen in der häuslichen Pflege betreut. Er ist in der Lage, sich Ihnen langsam mitzuteilen. Welches Rindenfeld ist vom Apoplex betroffen?
Frage 6 Sie betreuen Frau Hinkelmann. Als sie sich über eine Tafel Schokolade, die Sie ihr mitgebracht haben, sehr freut, fängt sie an zu weinen. Warum?	**Frage 10** An welcher Seite sollte eine Pflegekraft bei Gehübungen mit einem Schlaganfallpatienten stehen?	**Frage 14** Frau Hanke ist Asthmatikerin, hat eine Herzinsuffizienz und hatte vor kurzem einen Apoplex. Kann sie Aspirin® 100 als Rezidivprophylaxe erhalten?
Frage 7 Herr Meier wird von Ihnen in der häuslichen Pflege betreut. Er ist in der Lage, sich Ihnen langsam mitzuteilen. Welche Art der Aphasie liegt vor?	**Frage 11** Warum ist die Pneumonieprophylaxe bei einem Schlaganfallpatienten von großer Bedeutung?	**Frage 15** Warum ist die Obstipationsprophylaxe von großer Bedeutung bei einem Schlaganfallpatienten?
Frage 8 Frau Mix wird von Ihnen gepflegt. Sie ist nicht mehr in der Lage, Sie zu verstehen. Sie müssen sich mit Mimik und Gestik verständlich machen. Welche Art der Aphasie liegt vor?	**Frage 12** Warum hängt der Mundwinkel auf der dem Infarktherd gegenüberliegenden Seite herab?	**Frage 16** Warum erhalten Schlaganfallpatienten im Akutfall Antibiotika?

→ Weitere Frage- und alle Antwortkarten auf der CD

Beschriften der Abbildung

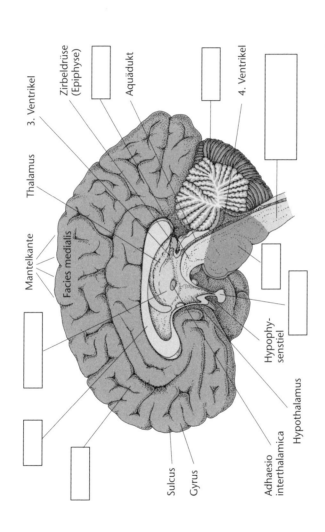

3. Ventrikel

Zirbeldrüse (Epiphyse)

Aquädukt

4. Ventrikel

Thalamus

Mantelkante

Facies medialis

Hypophy-senstiel

Hypothalamus

Sulcus

Gyrus

Adhaesio interthalamica

Lösung

Station 3

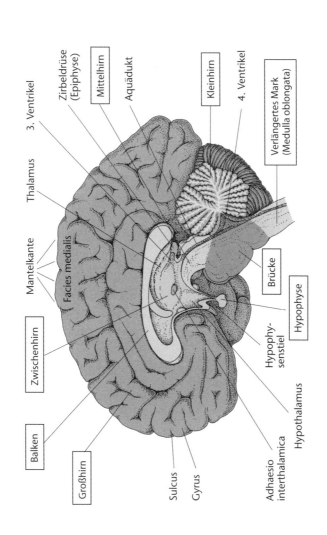

3. Ventrikel

Zirbeldrüse (Epiphyse)

Mittelhirn

Aquädukt

Kleinhirn

4. Ventrikel

Verlängertes Mark (Medulla oblongata)

Thalamus

Mantelkante

Facies medialis

Zwischenhirn

Balken

Großhirn

Sulcus

Gyrus

Adhaesio interthalamica

Hypothalamus

Hypophysenstiel

Hypophyse

Brücke

Strukturlegeplan

Teilnehmerzahl

Am besten alleine oder zu zweit arbeiten.

Spielverlauf

Die Karten werden gut gemischt und mit der Textseite nach oben auf einem großen Tisch verteilt (bei größeren Strukturlegeplänen auf dem Fußboden).
Die Aufgabenstellung wird vorgelesen.
Karten, die auf den ersten Blick einen Zusammenhang haben, werden gruppiert.

Ziel des Spiels

Ziel ist es, die Karten in einen logischen Zusammenhang zu bringen. Erst, wenn alle Karten zugeordnet sind, ist die Aufgabenstellung erfüllt und der erstellte Strukturlegeplan kann mit der Lösung verglichen werden.

Viel Spaß beim Lernen!

Strukturlegeplan

Großhirn	Rautenhirn	Zwischenhirn	Mittelhirn
Kleinhirn	Lesezentrum	Brücke	Thalamus
Verlängertes Mark	Hypothalamus	Optisches und akkustisches Zentrum	Balken
Windungen	Furchen	Hemisphären	Rindenfelder

Hirnlappen	Schläfenlappen	Sehnerven-kreuzung	Stirnlappen
Zirbeldrüse	Scheitellappen	Hirnanhang-drüse	Hinterhaupt-lappen
Hörzentrum	Sehzentrum	Lobus temporalis	Lobus occipitalis
Sulcus	Hypophyse	Lobus parietalis	Gyrus

Station 4

Strukturlegeplan

Station 4

🔗	🔗	🔗	🔗
Epiphyse	Lobus frontalis	Medulla oblongata	Chiasma opticum
🔗	🔗	🔗	🔗
Cerebellum	Pons	Wernicke-Zentrum	Brocca-Zentrum
🔗	🔗	🔗	🔗
Encephalos	Oberste Hormondrüse	Hormondrüse; steht mit dem Hypothalamus in Verbindung	„Pförtner"; sortiert Reize und leitet sie an die richtige Stelle im Gehirn weiter
🔗	🔗	🔗	🔗
Verbindet die beiden Hemisphären	Verbindet das Großhirn mit dem Kleinhirn	Verarbeitet Gleichgewichtsinformationen und steuert die Körperposition	Enthält die Steuerungszentren für die lebensnotwendigen Funktionen

✂

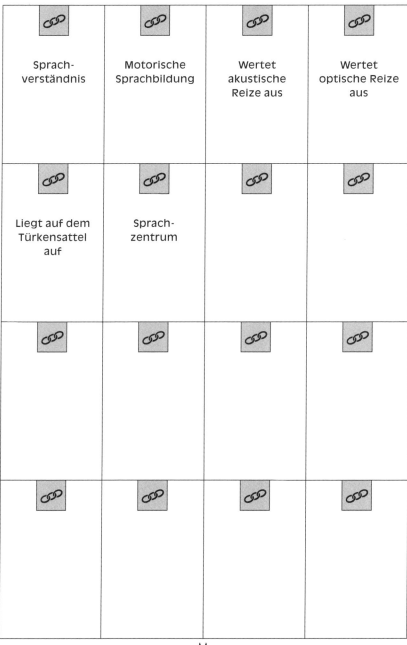

Sprach-verständnis	Motorische Sprachbildung	Wertet akustische Reize aus	Wertet optische Reize aus
Liegt auf dem Türkensattel auf	Sprach-zentrum		

station 4

Lösung

Großhirn			Encephalos	
Balken				Verbindet die beiden Hemisphären
Windungen			Gyrus	
Furchen			Sulcus	
Hemisphären				
Rindenfelder	Lesezentrum			
	Hörzentrum			wertet akustische Reize aus
	Sehzentrum			wertet optische Reize aus
	Sprachzentrum		Wernicke-Zentrum	Sprachverständnis
			Brocca-Zentrum	motorische Sprachbildung
Hirnlappen	Schläfenlappen		Lobus temporalis	
	Stirnlappen		Lobus frontalis	
	Scheitellappen		Lobus parietalis	
	Hinterhauptslappen		Lobus occipitalis	

Zwischen-hirn	Sehnerven-kreuzung		Chiasma opticum		
	Zirbeldrüse		Epiphyse		
	Thalamus			„Pförtner"; sortiert Reize und leitet sie an die richtige Stelle im Gehirn weiter	
	Hypothala-mus			oberste Hormondrüse	
	Hirn-anhangs-drüse		Hypophyse	Hormondrüse; steht mit dem Hypothalamus in Verbindung	
				liegt auf dem Türkensattel auf	
Mittelhirn	optisches und akustisches Zentrum				
Rauten-hirn	Kleinhirn		Cerebellum	Verarbeitet Gleichgewichtsinformationen und steuert die Körperposition	
	Brücke		Pons	Verbindet das Großhirn mit dem Kleinhirn	
	verlängertes Mark		Medulla oblongata	Enthält die Steuerungszentren für die lebensnotwendigen Funktionen	

Station 4

🗁 Übungsklausur – Apoplexie

Fallgeschichte:

Heinrich Heimeier lebt seit sieben Jahren im Altenheim, seit seine Frau verstorben und er im Haus nicht mehr alleine zurechtgekommen ist. Er fühlt sich sehr wohl in seiner „Wahlheimat", wie er das Altenheim liebevoll tituliert, hat Kontakt zu vielen Mitbewohnern. Seit vier Jahren trifft er sich jeden Mittwochnachmittag mit drei anderen Herren zum Doppelkopfspielen. Auch heute Nachmittag sitzen sie wieder zusammen. Als Herr Heimeier etwas zu seinem Nachbarn sagen will, bemerkt dieser, dass er ganz schief sitzt. Zudem hängt der Mundwinkel auf der einen Seite herab. Einer der Mitspieler benachrichtigt die Schwester, die den Notarzt informiert. Herr Heimeier wird in das örtliche Krankenhaus eingewiesen. Die vorläufige Diagnose lautet: Schlaganfall.

1. Was geschieht im Gehirn bei einem Schlaganfall? Geben Sie die drei unterschiedlichen Möglichkeiten an.

2. Welche weiteren Anzeichen machen sich bei einem Schlaganfall bemerkbar?

3. Sind die Anzeichen bei einem Schlaganfall immer die gleichen?

Die Symptome bei Herrn Heimeier bilden sich innerhalb der ersten 24 Stunden zurück, so dass er die Intensivstation verlassen kann. Auf der allgemeinmedizinischen Station wird er ab jetzt eingestellt auf Medikamente (ASS® 100), um einer weiteren Attacke vorzubeugen.

4. Wie nennt man das Phänomen, das sich bei Herrn Heimeier gezeigt hat? Bitte erläutern Sie.

5. Welche anderen Phänomene sind Ihnen in dieser Hinsicht bekannt? Bitte erläutern sie.

6. ASS® 100 gehört zur Gruppe der Antikoagulantien, zu den Salycilaten. Beschreiben Sie die Hemmung der Blutgerinnung durch Salycilate.

7. Mit welchen anderen Wirkstoffen kann die Blutgerinnung gehemmt werden? Bitte nennen Sie die Wirkstoffe und die jeweilige Wirkungsweise.

8. Was muss für die Pflege beachtet werden, wenn Herr Heimeier jetzt täglich ASS® 100 erhält?

Herr Heimeier hat sieben Wochen nach der TIA einen richtigen Schlaganfall. Trotz aller Rehabilitation bleiben eine leichte Aphasie motorischer Art und eine Hemiplegie der linken Seite.

9. Was kennzeichnet eine motorische Aphasie?

10. In welchem Rindenfeld liegt die Störung bei einer motorischen Aphasie, in welchem bei einer sensorischen Aphasie?

11. Wo liegt der Unterschied zwischen einer Hemiplegie und einer Hemiparese?

12. Sie sind mit der Pflege Herrn Heimeiers betraut. Welche Dinge müssen Sie beachten bezüglich:
    – a) Lagerung
    – b) Nahrungsaufnahme
    – c) Mobilisation?

13. Welche prophylaktischen Maßnahmen sind bezüglich der Pflege Herrn Heimeiers notwendig? Bitte begründen Sie.

Viel Erfolg und gute Gedanken!

Station 5

Station 5

Lösungen

1. Was geschieht im Gehirn bei einem Schlaganfall? Geben Sie die drei unterschiedlichen Möglichkeiten an.
   Ein Schlaganfall kann aufgrund einer **Thrombose**, einer **Embolie** oder einer **Hirnblutung** entstehen. Das angrenzende Hirngewebe wird nicht mehr ausreichend mit Sauerstoff versorgt und stirbt ab.

2. Welche weiteren Anzeichen machen sich bei einem Schlaganfall bemerkbar?
   - Bewusstlosigkeit bei Hirnblutung, klares Bewusstsein bei Hirninfarkt
   - Hemiplegie
   - Der Mund hängt auf der gegenüberliegenden Seite herab
   - Speichelfluss
   - Schluckstörungen
   - Aphasie (sensorisch oder motorisch)
   - Sehstörungen
   - Inkontinenz oder Harnverhalten/Stuhlverhalten
   - Schwindel, Gleichgewichtsstörungen
   - Reflexveränderungen
   - Sensibilitätsstörungen
   - Stereotypes Haltungs- und Bewegungsbild
   - Affektlabilität
   - Apraxie (Unfähigkeit zu zweckgerichteten Handlungen, trotz erhaltener Beweglichkeit)
   - etc.

3. Sind die Anzeichen bei einem Schlaganfall immer die gleichen?
   Nein, die Anzeichen sind je nach Ort und Ausmaß der Schädigung unterschiedlich ausgeprägt.

Die Symptome bei Herrn Heimeier bilden sich innerhalb der ersten 24 Stunden zurück, so dass er die Intensivstation verlassen kann. Auf der allgemeinmedizinischen Station wird er ab jetzt eingestellt auf Medikamente (ASS® 100), um einer weiteren Attacke vorzubeugen.

4. Wie nennt man das Phänomen, das sich bei Herrn Heimeier gezeigt hat? Bitte erläutern Sie.
   TIA = transitorische ischämische Attacke.

Die Symptome sind wie bei einem Schlaganfall, bilden sich jedoch innerhalb von 24 Stunden vollkommen zurück (= Vorbote eines Schlaganfalls).

5. Welche anderen Phänomene sind Ihnen in dieser Hinsicht bekannt?
    Bitte erläutern Sie.
    PRIND = prolongiertes reversibles ischämisches neurologisches
    Defizit.
    Symptome sind ebenfalls einem Schlaganfall gleich, bilden sich aber
    erst nach einer Zeit von über 24 Stunden zurück. Ebenfalls ein Vor-
    bote eines Schlaganfalls.

6. ASS® 100 gehört zur Gruppe der Antikoagulantien, zu den Salycila-
    ten. Beschreiben Sie die Hemmung der Blutgerinnung durch Salyci-
    late.
    Blockieren ein Enzym innerhalb der Thrombozyten, das für die
    Aggregation notwendig ist. Das Enzym kann aufgrund des fehlen-
    den Zellkerns nicht nachgebildet werden, sie sind für die gesamte
    Lebensdauer von ca. 10 Tagen blockiert.

7. Mit welchen anderen Wirkstoffen kann die Blutgerinnung gehemmt
    werden? Bitte nennen Sie die Wirkstoffe und die jeweilige Wirkungs-
    weise.
    − Cumarine
      • Sind Vitamin K-Antagonisten, sie verdrängen das Vitamin K aus
        seinen Bindungen und hemmen so in der Leber die Bildung von
        Gerinnungsfaktoren
    − Heparine
      • Verhindern die Fibrinbildung.

8. Was muss für die Pflege beachtet werden, wenn Herr Heimeier jetzt
    täglich ASS® 100 erhält?
    − Aufgrund der Nebenwirkungen Stuhlbeobachtung
    − Nach dem Essen verabreichen
    − Auf Wechselwirkungen achten:
      • Wirkungsverstärkung von: Antikoagulantien, Sulfonylharnstof-
        fen, Kortikosteroiden, NSAR
      • Wirkungsverminderung von: Furosemid
    − Reichlich Flüssigkeit.

Station 5

Herr Heimeier hat sieben Wochen nach der TIA einen richtigen Schlaganfall. Trotz aller Rehabilitation bleiben eine leichte Aphasie motorischer Art und eine Hemiplegie der linken Seite.

9. Was kennzeichnet eine motorische Aphasie?
   Das Sprachverständnis bleibt erhalten, die Fähigkeiten, Sprache zu formulieren ist gestört = verlangsamtes Sprechen.

10. In welchem Rindenfeld liegt die Störung bei einer motorischen Aphasie, in welchem bei einer sensorischen Aphasie?
    – Motorisch = Brocca-Feld
    – Sensorisch = Wernicke-Feld.

11. Wo liegt der Unterschied zwischen einer Hemiplegie und einer Hemiparese?
    – Hemiplegie = vollständige Lähmung, keine Nervenbahnen mehr geschaltet
    – Hemiparese = unvollständige Lähmung, noch einige Nervenbahnen geschaltet.

12. Sie sind mit der Pflege Herrn Heimeiers betraut. Welche Dinge müssen Sie beachten bezüglich:
    – a) Lagerung
    – b) Nahrungsaufnahme
    – c) Mobilisation?

    – a)
      • Bequem lagern
      • Lagerungswechsel nach Bedarf
      • etc.
    – b)
      • Ausreichend Flüssigkeit
      • Zeit zum Essen lassen
      • Gründliche Mundpflege nach den Mahlzeiten
      • Zum intensiven Kauen auffordern
      • etc.
    – c)
      • Regelmäßige Krankengymnastik
      • Keinen Gehstock, sondern angemessene Gehhilfe, evtl. Rollator

- Auf Handläufe/Geländer hinweisen
- Haltegriffe im Bad
- etc.

Die Punkte müssen genau auf Herrn Heimeier abgestimmt und nicht so allgemein formuliert sein!

13. Welche prophylaktischen Maßnahmen sind bezüglich der Pflege Herrn Heimeiers notwendig? Bitte begründen Sie.
    - Thromboseprophylaxe = gestörter Blutfluss durch Lähmung/ Immobilität
    - Dekubitusprophylaxe = gestörter Blutfluss durch Lähmung/Immobilität
    - Kontrakturenprophylaxe = Lähmung
    - Spastikprophylaxe = Lähmung
    - Pneumonieprophylaxe = Immobilität und dadurch flache Atmung
    - Soor- und Parotitisprophylaxe = gestörte Mundmotorik und so evtl. weniger Speichelfluss.

station 5

Strukturlegeplan

Teilnehmerzahl

Am besten alleine oder zu zweit arbeiten.

Spielverlauf

Die Karten werden gut gemischt und mit der Textseite nach oben auf einem großen Tisch (bei größeren Strukturlegeplänen auf dem Fußboden) verteilt.
Die Aufgabenstellung wird vorgelesen.
Karten, die auf den ersten Blick einen Zusammenhang haben, werden gruppiert.

Ziel des Spiels

Ziel ist es, die Karten in einen logischen Zusammenhang zu bringen.

Spielende

Erst wenn alle Karten zugeordnet sind, ist die Aufgabenstellung erfüllt und der erstellte Strukturlegeplan kann mit der Lösung verglichen werden.

Viel Spaß beim Lernen!

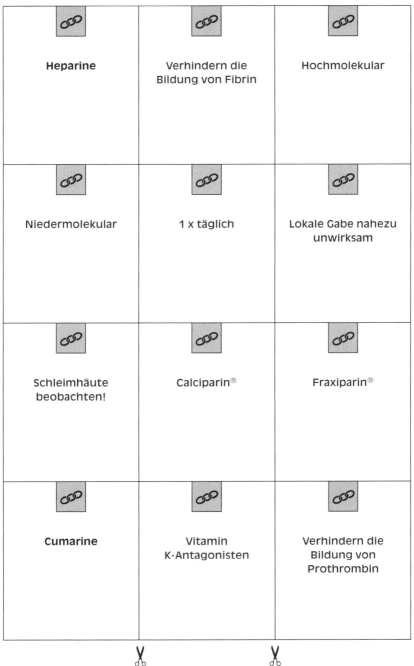

Heparine	Verhindern die Bildung von Fibrin	Hochmolekular
Niedermolekular	1 x täglich	Lokale Gabe nahezu unwirksam
Schleimhäute beobachten!	Calciparin®	Fraxiparin®
Cumarine	Vitamin K-Antagonisten	Verhindern die Bildung von Prothrombin

station 6

2 x täglich	Coumadin®	Wirkung setzt erst nach ca. 3 Tagen ein
Wirkdauer: 6 Stunden	Antidot: Protamin	**Thrombozyten- aggregations- hemmer**
Monoembolex®	Nebenwirkung: Ohrensausen	Verstärken die Wirkung von Sulfonylharnstoffen, Kortison, NSAR
Marcumar®	Vorsicht bei Ulcuspatienten und obstruktiven Lungen- erkrankungen	Regelmäßige BZ-Kontrolle!

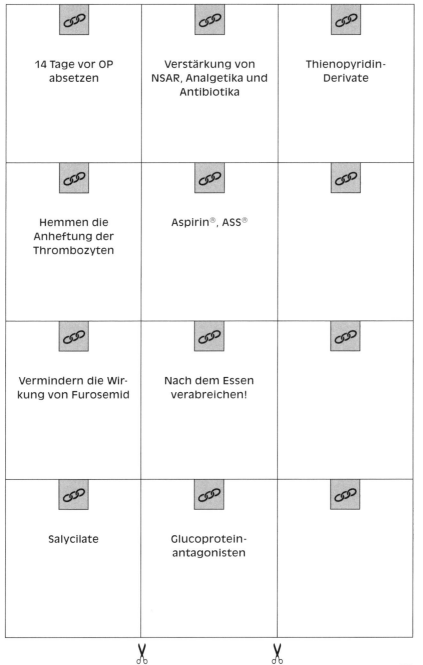 14 Tage vor OP absetzen	Verstärkung von NSAR, Analgetika und Antibiotika	Thienopyridin-Derivate
Hemmen die Anheftung der Thrombozyten	Aspirin®, ASS®	
Vermindern die Wirkung von Furosemid	Nach dem Essen verabreichen!	
Salycilate	Glucoprotein-antagonisten	

Lösung

Heparine	Calciparin® Mono- embolex® Fraxiparin®	Verhindern die Bildung von Fibrin	Schleimhäute beobachten!
		Hochmolekular 2x täglich	
		Niedermolekular 1x täglich	
		Lokale Gabe nahezu unwirksam	
		Wirkdauer: 6 Stunden	
Cumarine	Marcumar® Coumadin®	Vitamin K-Antagonis- ten	Verstärkung von NSAR, Analgetika und Antibiotika
		Verhindern die Bildung von Prothrombin	14 Tage vor OP absetzen
		Antidot: Protamin	
		Wirkung setzt erst nach ca. 3 Tagen ein	
Thrombozyten- aggregations- hemmer	Aspirin®, ASS®	Hemmen die Anheftung der Thrombozyten	Nebenwirkung: Ohrensausen
		Verstärken die Wirkung von Sulfonylharnstof- fen, Kortison, NSAR	Vermindern die Wir- kung von Furosemid
		Nach dem Essen verabreichen!	Vorsicht bei Ulcus- patienten und obst- ruktiven Lungen- erkrankungen
		Regelmäßige BZ-Kontrolle!	Salycilate
		Glucoproteinantago- nisten	Thienopyridin- Derivate

Buchstabenspiel – Apoplexie

1. Englische Bezeichnung für einen Schlaganfall

2. Eine der möglichen Ursachen für einen Apoplex, bei der die Symptome langsam eintreten

3. Lat. Bezeichnung für die Hirnanhangdrüse

4. Verbindet die beiden Hemisphären des Großhirns

5. Hier wird koordiniert und Bewegung gesteuert

6. Ein Vorbote des Schlaganfalls, bei dem die Symptome innerhalb von 24 Stunden wieder abklingen

7. Eine Komplikation, die bei Schlaganfallpatienten häufig auftritt und die gelähmten Gliedmaßen betrifft

8. Unvollständige Halbseitenlähmung

9. Störung von Handlungen oder Bewegungsabläufen und Unfähigkeit, Gegenstände bei erhaltener Bewegungsfähigkeit und Wahrnehmung sinnvoll zu verwenden

10. Eine sensorische Sprachstörung wird in diesem Rindenfeld gesteuert

11. Sprachstörung

12. Diese Arterie wird durch die beiden Aa. vertebralis gebildet und versorgt den hinteren Bereich des Gehirns

13. Dieser Medikamentengruppe gehören die Arzneimittel an, die Schlaganfallpatienten oft verordnet bekommen

14. So hieß der Therapeut, nach dem sich die Therapie bei Schlaganfallpatienten richtet

15. Gefühlsschwankungen

16. So wird das Haltungsbild bei Schlaganfallpatienten bezeichnet; anderer Ausdruck für „typisch"

17. Einatmen von z.B. Speisen

18. So werden die Hirnlappen im Lateinischen bezeichnet

19. Dient im Gehirn als Filter für Informationen

20. Lat. Bezeichnung für die Zirbeldrüse

21. Dieser Prophylaxe sollte bei Schlaganfallpatienten eine besondere Bedeutung zukommen

22. Die vier Hirnkammern, in denen das Hirnwasser zirkuliert

23. Eine vollständige Lähmung einer Körperhälfte

24. Um eine Spastik zu verhindern muss diese pflegerische Maßnahme besonders sorgfältig durchgeführt werden

25. Mit ca. 15% nur selten die Ursache für einen Apoplex

26. Hier wird die Motorik des Sprechens gesteuert

Schreiben Sie jeweils das Lösungswort auf und kontrollieren Sie anhand der Lösungen die Rechtschreibung!

Viel Spaß!

Lösungen:

1.	Stroke	14.	Bobath
2.	Thrombose	15.	Affektlabilität
3.	Hypophyse	16.	stereotyp
4.	Balken	17.	Aspiration
5.	Kleinhirn	18.	Lobus
6.	TIA	19.	Thalamus
7.	Spastik	20.	Epiphyse
8.	Hemiparese	21.	Thromboseprophylaxe
9.	Apraxie	22.	Ventrikel
10.	Wernicke	23.	Hemiplegie
11.	Aphasie	24.	Lagerung
12.	A. basilaris	25.	Hirnblutung
13.	Antikoagulantien	26.	Brocca

Station 7

Station 8

!? Richtig oder falsch?

Teilnehmerzahl

Bis zu vier Mitspieler, bei mehr Spielern in Gruppen spielen.

Spielverlauf

Die Karten werden gut gemischt und mit den Antworten nach unten auf einen Stapel in die Mitte gelegt.

Der erste Spieler zieht die oberste Karte vom Stapel und liest den Text laut vor. Sein nächster Nachbar im Uhrzeigersinn hat nun 1 Minute Zeit, seine Antwort (richtig oder falsch) zu geben und diese zu begründen. Sind Antwort und Begründung richtig, darf er die Karte behalten und das Spiel geht im Uhrzeigersinn weiter.

Ziel des Spiels

Ziel ist es, möglichst viele Karten zu behalten.

Spielende

Das Spiel ist beendet, wenn alle Karten aufgebraucht sind. Gewonnen hat der Spieler mit den meisten Karten.

Spielvariante

Ein Spieler wird als Spielleiter ausgewählt. Er liest für alle anderen die Karten vor.

Die übrigen Mitspieler müssen nun nach Vorlesen des jeweiligen Textes versuchen, als erster auf den Tisch zu klopfen, um das Antwortrecht zu erhalten.

Ist der antwortende Spieler nicht in der Lage, die richtige Antwort und Begründung zu geben, wird die Frage wieder für alle freigegeben.

Auch hier gewinnt der Spieler mit den meisten Karten.

Viel Spaß beim Lernen!

1 **⁉**	2 **⁉**	3 **⁉**
Ein Schlaganfall kann ausgelöst werden durch eine Embolie, eine Thrombose und eine Hirnblutung.	Die Ausfall-erscheinungen hängen von dem Schweregrad der Lähmung ab.	Bei einer TIA bilden sich die Symptome innerhalb der ersten 48 Stunden zurück.

4 **⁉**	5 **⁉**	6 **⁉**
Bei einem PRIND bilden sich die Symptome erst nach 24 Stunden langsam zurück.	Bei einem thrombosebedingten Infarkt treten die Symptome langsam und schleichend auf.	Bei einem emboliebedingten Infarkt treten die Symptome plötzlich und schlagartig auf.

7 **⁉**	8 **⁉**	9 **⁉**
Man unterscheidet sensorische und psychische Sprachstörungen.	Apraxie bezeichnet die Unfähigkeit zu zweckgerichteten Handlungen.	Als Hemiplegie bezeichnet man eine vollständige Lähmung aller Gliedmaßen.

10 **⁉**	11 **⁉**	12 **⁉**
Als Hemiparese bezeichnet man eine unvollständige Lähmung, bei der nur ein Teil der betroffenen Seite gelähmt ist.	Als Affektlabilität bezeichnet man das unkontrollierbare Wechselspiel der Gefühle.	Ein Ziel des Bobath-Konzeptes ist die Wiedererlangung der Körpersymmetrie.

station 8

Station 8

13 **!?**	14 **!?**	15 **!?**
Bei allen Schlag-anfallpatienten ist die Umgestaltung des Raumes unbedingt notwendig.	Schlaganfallpatienten sollte man zur Entspannung der Handmuskulatur einen Ball in die betroffene Hand geben.	Schlaganfallpatien-ten sollten ihre Schuhe am besten nachmittags kaufen.
16 **!?**	17 **!?**	18 **!?**
Bei Schlaganfall-patienten muss eine sorgfältige Mund-pflege durchgeführt werden, da erhöhte Aspirationsgefahr besteht.	Schlaganfallpatienten werden nach Bobath auf die gelähmte, die gesunde Seite oder auf den Rücken gelagert.	Beim Waschen wird nach Bobath von der gesunden zur betroffenen Seite hin gewaschen.
19 **!?**	20 **!?**	21 **!?**
Eine basalstimulie-rende Ganzkörper-waschung zur Förde-rung der Wahrneh-mung wird mit rauen Materialien und küh-lerem Wasser durch-geführt.	Die Arteria vertebralis rechts und links vereinigen sich zur Arteria basilaris.	Die Arteria cerebri posterior versorgt zusammen mit der Arteria basilaris den hinteren Bereich des Gehirns.
22 **!?**	23 **!?**	24 **!?**
Die Arteria Vertebralis teilt sich in Arteria cerebri Anterior und Arteria cerebri media.	Das Wernicke-Sprachfeld ist das motorische Sprachfeld.	Das Brocca-Sprachfeld ist das motorische Sprachfeld.

25 ⁉	26 ⁉	27 ⁉
Beim Apoplex erscheinen die Symptome auf der gegenüberliegenden Seite der betroffenen Hirnhälfte.	Der Mundwinkel hängt bei Schlag-anfallpatienten auf der Seite des Apoplexes herab.	Der Lobus occipitalis ist der Stirnlappen.

28 ⁉	29 ⁉	30 ⁉
Der Lobus parietalis ist der Scheitel-lappen.	Zum Zwischenhirn gehören u.a. Thalamus, Hypophyse und Hypothalamus.	Die Brücke verbindet Großhirn und Kleinhirn.

31 ⁉	32 ⁉	⁉
Der Hypothalamus filtert die Reize, die zum Gehirn gelangen.	Das Großhirn ist gekennzeichnet durch Windungen und Zotten.	

⁉	⁉	⁉

Station 8

Richtig oder falsch?

1 ⁉	2 ⁉	3 ⁉
Richtig	Falsch: Sie richten sich nach Ort und Ausmaß der Schädigung.	Falsch: Sie bilden sich innerhalb der ersten 24 Stunden zurück.
4 ⁉	**5** ⁉	**6** ⁉
Richtig	Richtig	Richtig
7 ⁉	**8** ⁉	**9** ⁉
Falsch: Man unterscheidet sensorische und motorische Sprachstörungen.	Richtig	Falsch: Als Hemiplegie bezeichnet man eine vollständige Lähmung, d.h. es ist kein Gefühl mehr in den betroffenen Gliedmaßen.
10 ⁉	**11** ⁉	**12** ⁉
Falsch: Sie bezeichnet eine unvollständige Lähmung, bei der noch ein wenig Gefühl in den betroffenen Gliedmaßen ist.	Richtig	Richtig

13 ⚡?	14 ⚡?	15 ⚡?
Falsch: Bei Betroffenen, deren Schlaganfall schon lange Zeit zurück liegt, ist es nicht zwingend erforderlich. Es kommt hier auf die Wünsche des Betroffenen an.	**Falsch:** Jeder Gegenstand in der Handfläche der betroffenen Hand aktiviert den Greifreflex, führt zu einer Spastik der Handmuskulatur.	**Falsch:** Das ist bei Diabetikern wichtig, nicht so sehr bei Schlaganfallpatienten.

16 ⚡?	17 ⚡?	18 ⚡?
Falsch: Das ist nur notwendig, wenn durch den Apoplex eine Beeinträchtigung des Schluckens festzustellen ist.	**Falsch:** Sie werden bequem gelagert, da man festgestellt hat, dass auch durch die spezielle Lagerung nach Bobath eine Spastik gefördert wird.	**Richtig**

19 ⚡?	20 ⚡?	21 ⚡?
Falsch: Sie kann auch mit weichen Materialien und warmem Wasser durchgeführt werden, hat dann aber eine andere Auswirkung.	**Richtig**	**Richtig**

22 ⚡?	23 ⚡?	24 ⚡?
Falsch: Die Arteria carotis teilt sich in diese beiden Arterien.	**Falsch:** Es ist das sensorische Sprachfeld.	**Richtig**

Station 8

Richtig oder falsch?

25	26	27
Richtig	Falsch: Er hängt auf der gegenüberliegenden Seite nach unten.	Falsch: Es ist der Hinterhauptslappen.
28	**29**	**30**
Richtig	Richtig	Falsch: Sie ist ein Anteil des Rautenhirns.
31	**32**	
Falsch: Er ist oberstes Steuerungsorgan/ Hormondrüse; Filter ist der Thalamus.	Falsch: Es ist gekennzeichnet durch Windungen und Furchen.	

⟲ Pflegeplanung

Spielvorbereitung

Die einzelnen Pflegeprobleme, dazugehörige Ziele und Maßnahmen werden am besten jeweils auf ein **andersfarbiges Papier** ausgedruckt. Das erleichtert die Zuordnung innerhalb einer Pflegeplanungseinheit.

Teilnehmerzahl

Am besten zu zweit arbeiten.

Spielverlauf

Gleichfarbige oder nach P/M/Z sortierte Karten werden gut gemischt und mit der Textseite nach oben auf einem großen Tisch verteilt. Aufgabe ist nun, falsch formulierte Karten auszusortieren (Begründung!) und nur die passenden Formulierungen liegen zu lassen.
Beachtet werden sollte dabei besonders,
- dass Probleme ausführlich begründet sein müssen
- dass Ziele positiv (ohne „ohne", kein „kein", nicht „nicht", etc.) formuliert sein sollten
- dass Maßnahmen genaue Daten enthalten, konkrete Pflegeanweisungen sein müssen.

Ziel des Spiels

Ziel ist es, eine korrekte Pflegeplanung zu erstellen. Sie kann nach Fertigstellung mit der Lösung verglichen werden.

Viel Spaß beim Lernen!

station 9

P		P		P		P	
Er nimmt die betroffene Seite nicht wahr	↻	Aufgrund eines Apoplexes mit Hemiplegie nimmt er die betroffene Seite nicht wahr	↻	Er leidet aufgrund eines Apoplexes an Wahrnehmungsstörungen	↻	Er hat Wahrnehmungsstörungen	↻
Z		**Z**		**Z**		**Z**	
Er nimmt die betroffene Seite wahr	↻	Er nimmt die betroffene Seite wahr und integriert sie bei allen Tätigkeiten	↻	Er akzeptiert wahrnehmungsfördernde Maßnahmen	↻	Er integriert die betroffene Seite auf Aufforderung	↻
Z		**Z**		**Z**		**M**	
Er leidet nicht unter Wahrnehmungsstörungen	↻	Die Wahrnehmung der betroffenen Seite ist normal	↻	Die Wahrnehmungsstörungen sind gemindert	↻	Alle Handlungen werden von der betroffenen Seite her ausgeführt	↻
M		**M**		**M**			
Übungen zur Wahrnehmungsförderung durchführen	↻	Bei allen Tätigkeiten auffordern, die betroffene Seite zu integrieren	↻	Ihn auffordern zur betroffenen Seite zu sehen	↻		↻

P	P	P	P
Aufgrund seiner apoplexiebedingten Immobilität ist er vermehrt dekubitusgefährdet	Er ist dekubitusgefährdet	Aufgrund seines Schlaganfalls ist er erhöht dekubitusgefährdet	Seine Haut wird nicht ausreichend durchblutet

Z	Z	Z	Z
Die Haut ist intakt	Kleinste Veränderungen der Haut in gefährdeten Bereichen werden sofort wahrgenommen	Er akzeptiert Maßnahmen zur Dekubitusprophylaxe	Die Haut ist nicht geschädigt

Z	M	M	M
Die Haut weist keine Schädigung auf	Lagerung laut Plan alle 90 Minuten	Ausreichend Flüssigkeit verabreichen	Druckentlastung

M	M	M	M
Intensive Hautbeobachtung	Tägliche Dokumentation der gefährdeten Hautareale	Einreibungen mit Franzbranntwein	Leichte Massagen an betroffenen Stellen

Station 9

station 9

P ⟳	P ⟳	P ⟳	P ⟳
Sie kann ihre Nahrung nicht selbständig zubereiten	Kann aufgrund einer apoplexiebedingten Hemiparese rechts seine Nahrung nicht selbständig zubereiten	Hat eine Hemiparese rechts	Benötigt Hilfe bei der Nahrungszubereitung
P ⟳	**Z** ⟳	**Z** ⟳	**Z** ⟳
Kann aufgrund ihres Schlaganfalls ihre Nahrung nicht selbständig zubereiten	Nimmt ausreichend Nahrung zu sich	Sie meldet sich, wenn sie Hilfe benötigt	Benötigt keine Hilfe bei der Nahrungszubereitung
Z ⟳	**Z** ⟳	**M** ⟳	**M** ⟳
Akzeptiert die angebotene Hilfe	Hat keine Probleme bei der Zubereitung ihrer Nahrung	Gespräch führen, um den Hilfebedarf abzuklären	Einzelne Tätigkeiten im Bereich der Nahrungszubereitung üben
M ⟳	**M** ⟳	**M** ⟳	⟳
Zu allen Mahlzeiten Hilfestellung durch Pflegepersonal anbieten	Nahrung mundfertig servieren	Mahlzeiten so anrichten, dass die Lieblingsspeise zur betroffenen Seite hin liegt	

P ↻	P ↻	P ↻	P ↻
Gefahr der Bildung einer Spastik	Aufgrund der Hemiparese rechts besteht im betroffenen Arm die Gefahr der Bildung einer Spastik	Im rechten Arm kann sich leicht eine Spastik bilden	Der Muskeltonus im rechten Arm ist aufgrund des Schlaganfalls stark erhöht
Z ↻	Z ↻	Z ↻	Z ↻
Die Muskeln sind locker	Es bildet sich keine Spastik im rechten Arm	Eine Spastik ist nicht zu erkennen	Die Muskelspannung ist physiologisch
Z ↻	M ↻	M ↻	M ↻
Einer Spastik ist vorgebeugt	3 x tgl. krankengymnastische Übungen laut Anordnung (Plan)	Arm in warmem Wasser bewegen lassen	Krankengymnastik
M ↻	M ↻	↻	↻
Lockerungsübungen	Leichte Massagen des betroffenen Arms während der Waschung		

station 9

✂

station 9

P	P	P	P
Durch einen Apoplex besteht die Gefahr, dass kein Schluckreflex mehr ausgelöst wird; es besteht Aspirationsgefahr	Es besteht Aspirationsgefahr aufgrund des Apoplexes	Sie verschluckt sich leicht	Es besteht die Gefahr, dass sie sich verschluckt

Z	Z	Z	Z
Sie verschluckt sich nicht	Sie schluckt die zugeführte Nahrung problemlos	Die Gefahr einer Aspiration ist minimiert	Einer Aspiration ist vorgebeugt

M	M	M	M
Getränke andicken	Gut kauen lassen	Schluckreflex vor dem essen mehrmals trainieren	Kost anpassen, ggf. nach Rücksprache mit Arzt oder Logopäden

M			
Auf Aspirationsgefahr hinweisen und über die damit verbundenen Komplikationen aufklären			

P ↻	P ↻	P ↻	P ↻
Aufgrund eines Apoplexes ist sie inkontinent	Aufgrund eines Schlaganfalls ist sie harnin- kontinent	Sie ist inkontinent	Sie kann ihre Urinausschei- dung nicht mehr kontrol- lieren
Z ↻	**Z** ↻	**Z** ↻	**Z** ↻
Sie kann ihre Urinausschei- dung kontrol- lieren	Sie ist infor- miert über Möglichkeiten der Inkonti- nenzversor- gung	Sie akzeptiert Hilfsmittel	Es besteht keine Urin- inkontinenz mehr
Z ↻	**M** ↻	**M** ↻	**M** ↻
Sie ist kontinent	Gespräche führen	Optimale Inkontinenz- versorgung	3 x tgl. Blasen- training
M ↻	**M** ↻	**M** ↻	**M** ↻
Inkontinenz- artikel vorstel- len, um ge- meinsam eine optimale Ver- sorgung planen zu können	Kontinenz- training	Intensive Intimpflege	Intensive Haut- beobachtung im Intimbe- reich bei jedem Toilettengang

Station 9

Lösungsvorschlag: Pflegeplanung bei Apoplexie

	Probleme	Ziele	Maßnahmen
1.	Aufgrund eines Apoplexes mit Hemiplegie nimmt er die betroffene Seite nicht wahr	Er akzeptiert wahrnehmungs-fördernde Maßnahmen	Alle Handlungen werden von der betroffenen Seite her ausgeführt
		Er nimmt die betroffene Seite wahr	
		Er integriert die betroffene Seite auf Aufforderung	Bei allen Tätigkeiten auffordern, die betroffene Seite zu integrieren
2.	Aufgrund seiner apoplexie-bedingten Immobilität ist er vermehrt dekubitusgefährdet	Die Haut ist intakt	Lagerung laut Plan alle 90 Minuten
		Kleinste Veränderungen der Haut in gefährdeten Bereichen werden sofort wahrgenommen	Tägliche Dokumentation der gefährdeten Hautareale
		Er akzeptiert Maßnahmen zur Dekubitusprophylaxe	

station 9

	Probleme	Ziele	Maßnahmen
3.	Aufgrund der Hemiparese rechts besteht im betroffenen Arm die Gefahr der Bildung einer Spastik	Die Muskelspannung ist physiologisch	
		Einer Spastik ist vorgebeugt	3 x tgl. krankengymnastische Übungen laut Anordnung (Plan)
			Leichte Massagen des betroffenen Arms während der Waschung
4.	Durch einen Apoplex besteht die Gefahr, dass kein Schluckreflex mehr ausgelöst wird; es besteht Aspirationsgefahr	Einer Aspiration ist vorgebeugt	Schluckreflex vor dem Essen mehrmals trainieren
			Kost anpassen, ggf. nach Rücksprache mit Arzt oder Logopäden
5.	Aufgrund eines Schlaganfalls ist sie harninkontinent	Sie kann ihre Urinausscheidung kontrollieren	
		Sie ist informiert über Möglichkeiten der Inkontinenzversorgung	Inkontinenzartikel vorstellen, um gemeinsam eine optimale Versorgung planen zu können
		Sie akzeptiert Hilfsmittel	

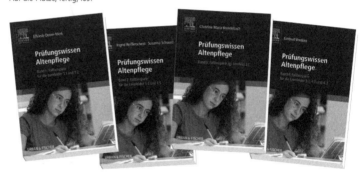